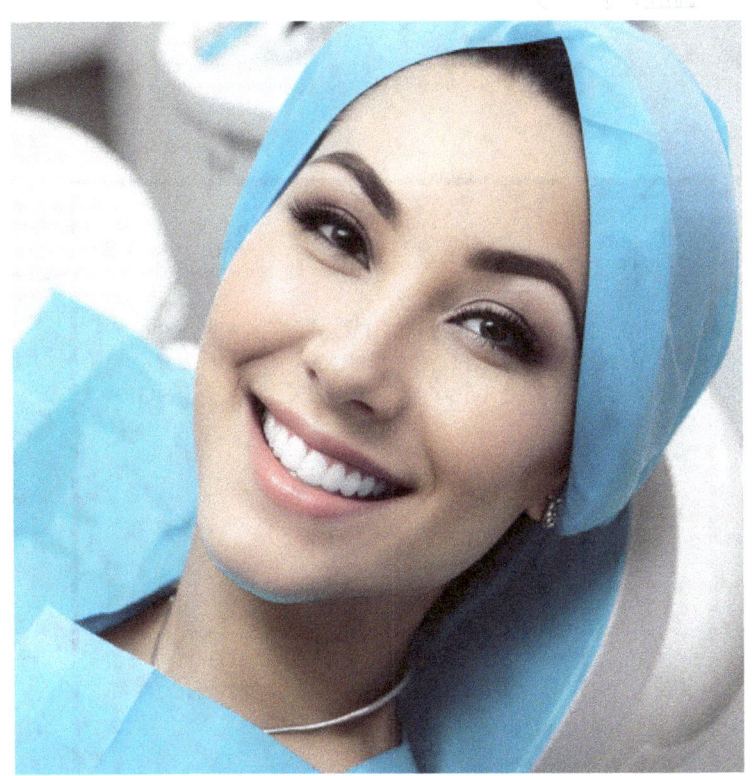

GUIA PRÁTICO DE DIAGNÓSTICO NO TRATAMENTO ORTODÔNTICO CORRETIVO

Mirna Liz da Cruz

Cruz, Mirna Liz

Guia prático de Diagnóstico no
Tratamento Ortodôntico Corretivo/
organização Mirna Liz da Cruz . -1 ed. -
Brasil. 2023

ISBN: 9798395064646

1. Odontologia. 2. Ortodontia.
3.Diagnóstico – Juazeiro (BA). I.Guia
prático de Diagnóstico no Tratamento
Ortodôntico Corretivo. II. Cruz, Mirna
Liz.

Este Livro foi produzido por Mirna Liz da Cruz

graduação em Odontologia pela Universidade Federal de Goiás (UFG). Possui pós-graduação em Ortodontia e Ortopedia Funcional pela EAP-GO-FUNORTE. Professora Assistente no curso de pós-graduação lato sensu em Ortodontia da Associação Escola de Aperfeiçoamento Profissional dos Cirurgiões Dentistas/FUNORTE-SOEBRÁS. Conselheira Fiscal da Associação Escola de Aperfeiçoamento Profissional dos Cirurgiões Dentistas. Tem experiência na área de Odontologia, com ênfase em Ortodontia. Possui MBA em Gestão Estratégica do Agronegócio. Professora da Graduaçao em Odontologia da Faculdade Universo unidade de Goiânia.

Um Guia prático sobre diagnóstico ortodôntico

CONHECER PARA APLICAR

O primeiro passo para formar um diagnóstico é criar uma plataforma de dados. Não se preocupe, não é tão assustador ou tão difícil quanto parece. Com este guia, aborda-se o básico para criar sua plataforma de dados, algumas das melhores práticas para ajudar a direcionar o diagnóstico ortodôntico, e alguns métodos para aproveitar ao máximo.

TÓPICOS

Conceito

Lista de problemas ortodônticos

Análise funcional

Análise de perfil

Tipo facial

Reto , convexo , côncavo

Exame intra-oral

Análise cefalométrica

Curva de Spee

Avaliação de plano oclusal

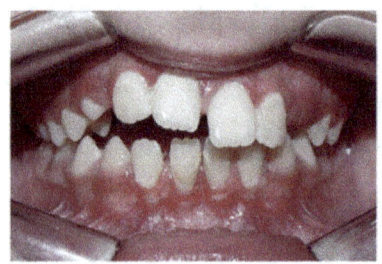

Diagnóstico

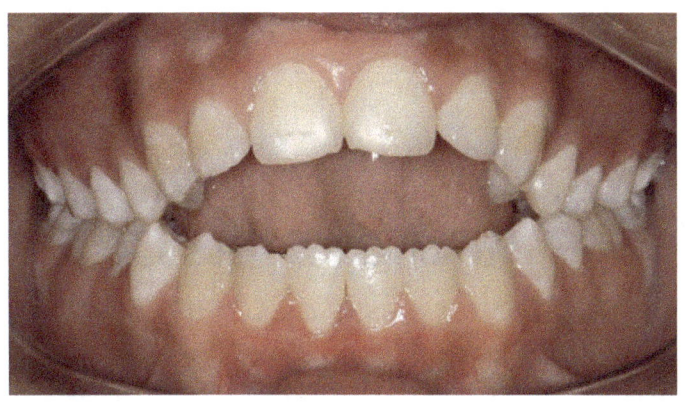

considerar os fatores
dentais, esqueléticos,
musculares e de
desenvolvimento
somático do
indivíduo.

Salzmann (1943)

ressaltou que o diagnóstico compreende todos os métodos necessários para determinar a natureza e a extensão das anomalias que afetam o conjunto oral, suas características e das partes adjacentes envolvidas.

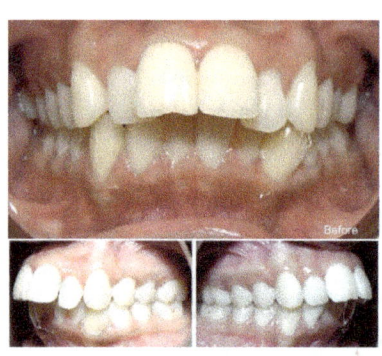

Moyers (1991)

definiu diagnóstico como o estudo e a interpretação de dados concernentes a um problema clínico, para determinar a presença ou ausência de anormalidades. Uma vez constatada a presença de uma deformidade dento-facial, ela deverá ser agrupada com outras semelhantes e classificada. Somente após a reunião, estudo e interpretação dos dados é que os problemas serão identificados e o plano de tratamento concebido.

DIAGNÓSTICO

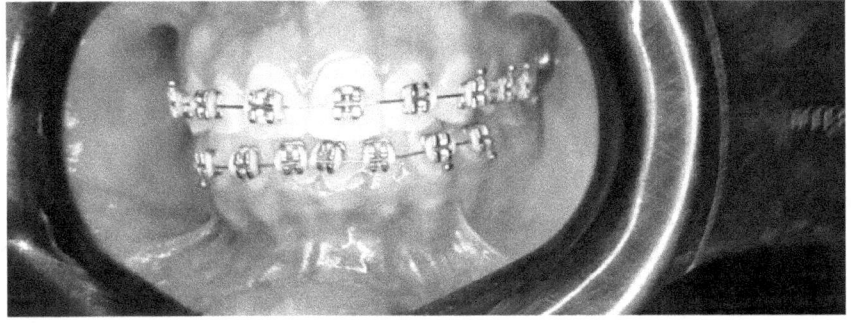

LISTA DE PROBLEMAS ORTODÔNTICOS

Lista de problemas ortodônticos

Elaborar uma lista de problemas para o diagnóstico ortodôntico é uma etapa fundamental no planejamento do tratamento ortodôntico. Essa lista consiste em identificar e registrar os problemas dentários, esqueléticos, funcionais e estéticos apresentados pelo paciente, permitindo uma abordagem completa e personalizada para cada caso.

Lista de problemas ortodônticos

Uma lista de problemas bem elaborada é essencial por várias razões. Em primeiro lugar, ajuda o ortodontista a ter uma visão clara das questões a serem tratadas. Ao listar cada problema específico, é possível priorizar as necessidades do paciente e estabelecer metas claras para o tratamento. Isso evita abordagens genéricas e permite um plano de tratamento direcionado, levando em consideração as preocupações individuais do paciente.

Lista de problemas ortodônticos

Além disso, a lista de problemas serve como uma referência para acompanhamento durante o tratamento. Conforme os procedimentos são realizados, os itens da lista podem ser marcados como concluídos, proporcionando um registro claro do progresso e permitindo uma avaliação precisa dos resultados alcançados. Isso não apenas mantém o ortodontista organizado, mas também oferece ao paciente uma compreensão tangível do seu progresso ao longo do tratamento.

Lista de problemas ortodônticos

Outra importância de se elaborar uma lista de problemas é a comunicação efetiva com a equipe multidisciplinar. Em casos mais complexos, é comum a necessidade de trabalhar em conjunto com outros profissionais, como periodontistas, cirurgiões orais ou fonoaudiólogos. Ao compartilhar a lista de problemas, cada membro da equipe pode compreender claramente os objetivos do tratamento e colaborar de forma integrada, visando resultados mais abrangentes e satisfatórios.

Lista de problemas ortodônticos

Além disso, a lista de problemas auxilia no consentimento informado do paciente. Ao apresentar a lista e discutir cada item com o paciente, o ortodontista garante que o paciente esteja ciente dos problemas identificados e das possíveis soluções propostas. Isso promove uma comunicação transparente, permitindo que o paciente participe ativamente do processo de tomada de decisão e compreenda os benefícios e possíveis desafios do tratamento ortodôntico.

Lista de problemas ortodônticos

Por fim, a lista de problemas auxilia no consentimento informado do paciente. Ao apresentar a lista e discutir cada item com o paciente, o ortodontista garante que o paciente esteja ciente dos problemas identificados e das possíveis soluções propostas. Isso promove uma comunicação transparente, permitindo que o paciente participe ativamente do processo de tomada de decisão e compreenda os benefícios e possíveis desafios do tratamento ortodôntico.

Lista de problemas ortodônticos

A lista de problemas para o diagnóstico ortodôntico deve conter uma série de itens que abordam os diferentes aspectos do paciente, incluindo problemas dentários, esqueléticos, funcionais e estéticos. Aqui estão alguns exemplos de elementos que podem ser incluídos na lista:

Lista de problemas ortodônticos

1. Má oclusão dentária: Descrição dos problemas relacionados à mordida, como apinhamento dental, diastemas, sobremordida, mordida aberta, mordida cruzada, entre outros.

2. Dentição permanente ausente ou ectópica: Registro de dentes ausentes ou que não estão na posição correta.

Lista de problemas ortodônticos

3.Problemas esqueléticos: Avaliação das relações maxilomandibulares, como retrognatismo mandibular, prognatismo mandibular, retrognatismo maxilar, prognatismo maxilar, assimetrias faciais, entre outros.

4.Problemas funcionais: Identificação de disfunções articulares, como estalos na articulação temporomandibular (ATM), limitação de abertura bucal, desvios mandibulares, além de problemas relacionados à mastigação, deglutição e fala.

Lista de problemas ortodônticos

5.Estética facial: Avaliação de características faciais indesejáveis, como perfil convexo, perfil côncavo, lábio inferior protruído, assimetrias faciais, entre outros.

6.Problemas periodontais: Verificação de problemas gengivais, como inflamação gengival, recessão gengival, exposição radicular, posição inadequada dos dentes em relação ao osso alveolar, entre outros.

7.Hábitos orais inadequados: Identificação de hábitos que podem afetar negativamente a oclusão, como sucção de dedo, uso prolongado de chupeta, interposição lingual, entre outros.

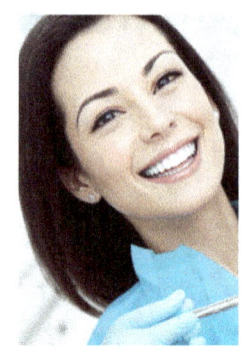

Lista de problemas ortodônticos

- Erupção anormal. ...
- Mordida cruzada (anterior ou posterior) ...
- Apinhamento. ...
- Espaçamento excessivo (diastemas generalizados) ...
- Mordida aberta. ...
- Mordida Profunda (Sobremordida Exagerada) ...
- Protrusão (ou Sobressaliência aumentada)

DIAGNÓSTICO

ANÁLISE FUNCIONAL

Análise Funcional

A análise funcional na ortodontia é uma abordagem essencial para o diagnóstico e planejamento de tratamentos ortodônticos eficazes. Ela se baseia na compreensão das funções orofaciais e na relação entre a oclusão dentária e a estabilidade do sistema estomatognático como um todo. A análise funcional busca avaliar não apenas a posição dos dentes, mas também a interação dinâmica entre os componentes da oclusão, os músculos e as estruturas articulares envolvidas nos movimentos mandibulares.

Análise Funcional

Ao analisar a função do sistema estomatognático, o ortodontista pode identificar desequilíbrios musculares, hábitos orais inadequados e alterações na função da articulação temporomandibular (ATM) que podem estar afetando a saúde bucal e a oclusão dos pacientes. Essa análise funcional permite uma compreensão mais abrangente dos problemas ortodônticos e ajuda a determinar o melhor plano de tratamento para cada caso.

Análise Funcional

Ao analisar a função do sistema estomatognático, o ortodontista pode identificar desequilíbrios musculares, hábitos orais inadequados e alterações na função da articulação temporomandibular (ATM) que podem estar afetando a saúde bucal e a oclusão dos pacientes. Essa análise funcional permite uma compreensão mais abrangente dos problemas ortodônticos e ajuda a determinar o melhor plano de tratamento para cada caso.

Análise Funcional

Além disso, a análise funcional desempenha um papel fundamental na estabilidade dos resultados ortodônticos a longo prazo. Ao considerar a função junto com a estética e a oclusão, é possível planejar um tratamento que proporcione uma harmonia ideal entre todos os elementos do sistema estomatognático. Isso ajuda a evitar recidivas e a garantir resultados duradouros e satisfatórios para o paciente.

Análise Funcional

Ao identificar variações mandibulares , tanto na posição estática , como nas realações dinâmicas, consegue-se estabelecer as reais necessidades do paciente, adequando-as ao plano de tratamento. Isso não apenas objetivando uma oclusão ideal final , mas a estabilidade e integridade de todo um sistema.

Análise Funcional

Em resumo, a análise funcional na ortodontia é uma abordagem abrangente que considera não apenas a posição dos dentes, mas também a função e a estabilidade do sistema estomatognático como um todo. Essa análise permite um diagnóstico preciso e um planejamento de tratamento personalizado, visando não apenas à correção estética, mas também à promoção da saúde bucal e ao bem-estar do paciente.

Análise Funcional

Na fase de exame clínico alguns pontos são importantes no desenvolvimento do diagnóstico que será utilizado para definir estratégias de tratamento .

Primeira ação: **ANAMNESE-ANÁLISE FUNCIONAL**

Conduzir o paciente em RC-oclusão cêntrica

Detectar existência de contatos prematuros / interferências que causem ou contribuam para a má-oclusão.

.

Análise Funcional

Se o objetivo é tratar de acordo com as 6 chaves de oclusão ideal, é primordial que se saiba quais chaves de oclusão estão presentes. Em 1976, Roth introduziu parâmetros oclusais funcionais (relação central, dimensão vertical, excursões laterais e anteriores) na ortodontia .

Também se aplica aspectos da oclusão estática e dinâmica na terapia ortodôntica e não somente durante diagnóstico .

Observar os contatos oclusais e direção das forças aplicadas aos dentes, associando a danos estruturais na cervical de esmalte e a sintomatologia dolorosa em músculos e ATM.

Durante o processo diagnóstico na ortodontia realizar todo o processo refernte a oclusão dinâmica

GUIAS DE OCLUSÃO DINÂMICA

1 Deve haver: Desoclusão do lado de balanceio nos movimentos de lateralidade;

Desoclusão de todos dentes posteriores em movimento protusivo;

Guia incisal em harmonia com movimentos bordejantes;

Espaço funcional livre correto

2 O lado para o qual a mandíbula se movimenta é denominado LADO DE TRABALHO, o lado oposto é o LADO DE BALANCEIO.

3 As relações de contato entre os dentes inferiores com superiores, no lado de trabalho, podem ser: FUNÇÃO DE GRUPO: quando todas cúspides vestibulares inferiores e superiores se contatam, desde o canino ao molar; GUIA CANINO: quando há uma desoclusão, pelo canino, de todos os dentes em excursões laterais.

Características Faciais Morfológicas

Rosto redondo

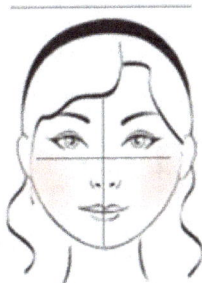

Linha de largura predominante

Rosto comprido

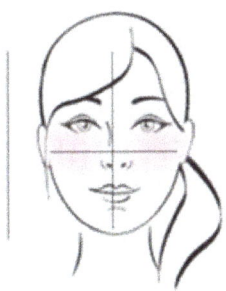

Linha de comprimento predominante

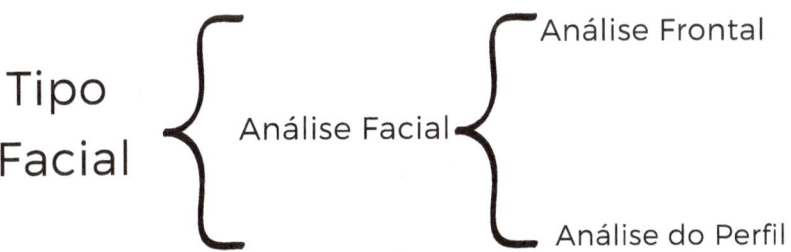

Tipo Facial { Análise Facial { Análise Frontal

Análise do Perfil

Tipo Facial

O que caracteriza o tipo facial é a proporção entre largura e altura da face. Deve-se verificar se o paciente é braquicéfalo (largura maior que a altura) dolicocéfalo (altura maior que a largura) ou mesocéfalo (largura e altura equilibrados).

Análise Facial

Análise Frontal

- Na análise frontal da face observa-se a dimensão vertical do paciente, através da medição dos terços faciais, que devem ser proporcionais entre si.
- O terço superior vai da linha do cabelo até a glabela,
- o terço médio da **glabela** ao **ponto subnasal**

o terço inferior do **subnasal** até **o mento**. Além da análise vertical observa-se ainda a simetria facial através da comparação das hemifaces direita e esquerda, divididas pela linha média

Análise do Perfil

Deve ser realizada nos sentidos ântero-posterior e vertical

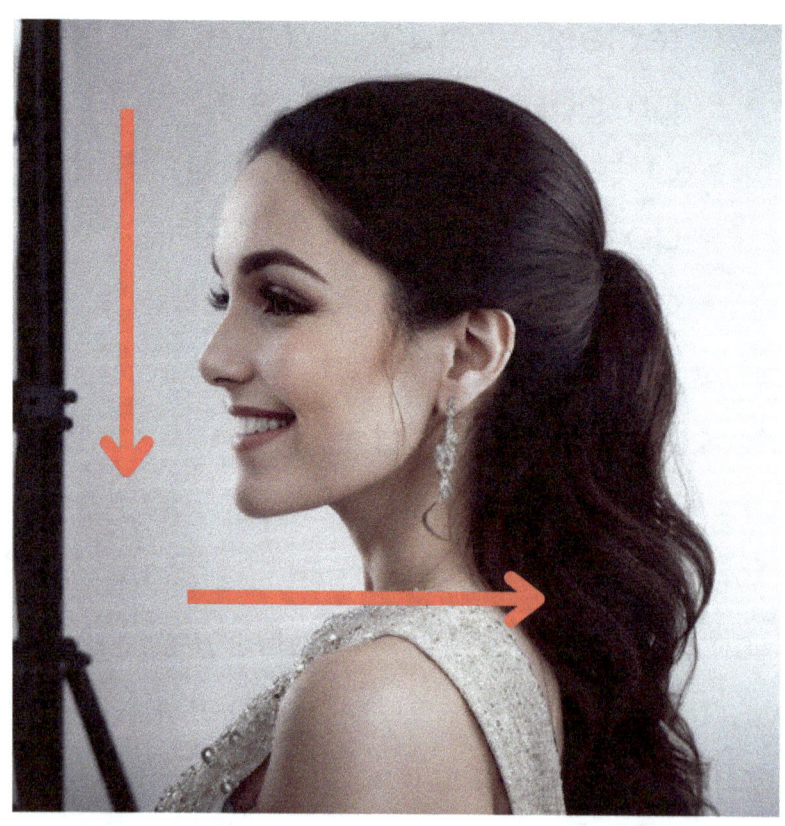

Análise do Perfil

A análise de perfil desempenha um papel fundamental na avaliação ortodôntica, pois fornece informações valiosas sobre a estética facial e a relação entre os elementos dentais e esqueléticos do paciente. Essa análise ajuda o ortodontista a compreender melhor as características faciais do paciente e a planejar um tratamento que harmonize o perfil facial e oclusão dentária.

Ao realizar a análise de perfil, o ortodontista avalia as estruturas faciais em três principais componentes: terço inferior da face, terço médio da face e terço superior da face. Cada componente é cuidadosamente avaliado para identificar possíveis assimetrias, protrusões ou retrusões que possam afetar a harmonia facial e o equilíbrio estético.

Análise do Perfil

No terço inferior da face, o ortodontista avalia a posição do lábio inferior em relação aos dentes, a projeção do queixo e a relação entre a mandíbula e o maxilar superior. Uma análise cuidadosa desses elementos auxilia na identificação de possíveis deformidades faciais, como retrognatismo (mandíbula retraída) ou prognatismo (mandíbula projetada), e auxilia no planejamento do tratamento ortodôntico para corrigir essas discrepâncias.

No terço médio da face, são avaliadas a posição do lábio superior e a relação entre o nariz e os lábios. Uma análise detalhada permite detectar possíveis assimetrias ou retrusões na região, proporcionando insights sobre como esses fatores podem impactar a aparência facial geral e a estética do sorriso.

Análise do Perfil

No terço superior da face, o ortodontista observa a relação(e proporção) entre a testa, o nariz e a linha média do rosto. A análise das proporções faciais e da altura do terço superior do rosto é essencial para determinar o equilíbrio estético geral e planejar o tratamento ortodôntico de acordo.

É importante ressaltar que a análise de perfil deve ser complementada por outros exames diagnósticos, como radiografias, fotografias e modelos de estudo, para obter uma visão completa do caso. Essa abordagem multifacetada ajuda o ortodontista a compreender as relações dentofaciais e a desenvolver um plano de tratamento personalizado, levando em consideração tanto a saúde funcional quanto a estética facial do paciente.

Análise do Perfil

sentido ântero-posterior
- perfil reto
- convexo
- côncavo

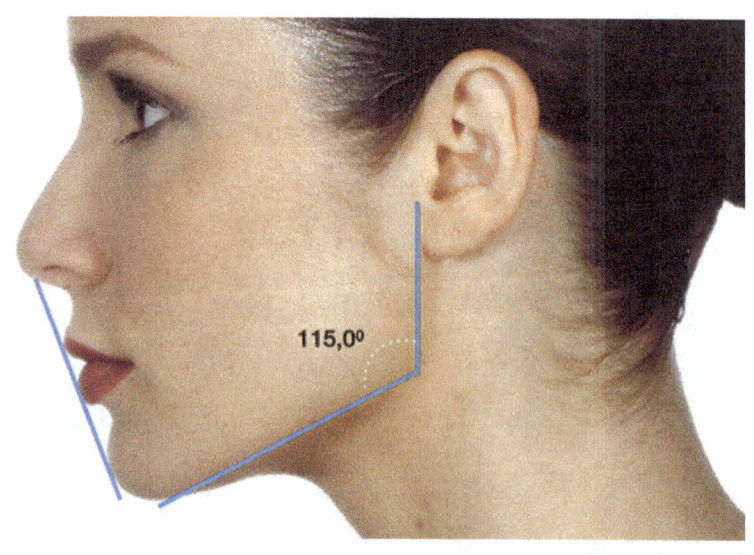

115,0º

PERFIL RETO

equilíbrio entre maxila e mandíbula

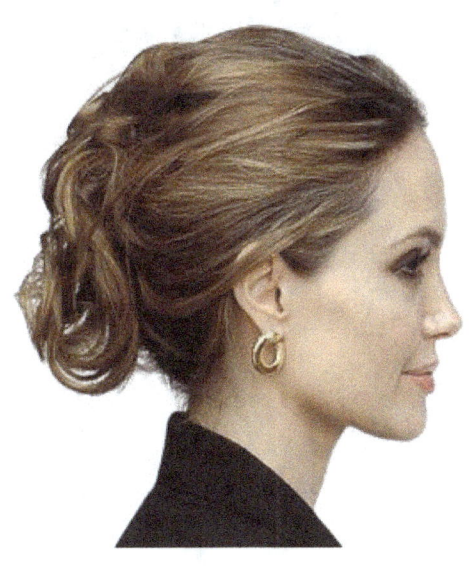

PERFIL CONVEXO

maxila protruída,
mandíbula
retruída ou
ambos)

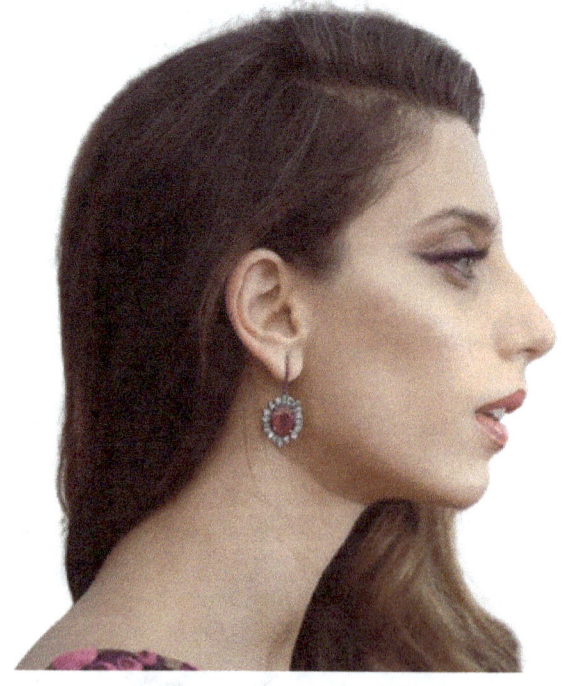

CÔNCAVO

maxila retruída,
mandíbula
protruída ou
ambos

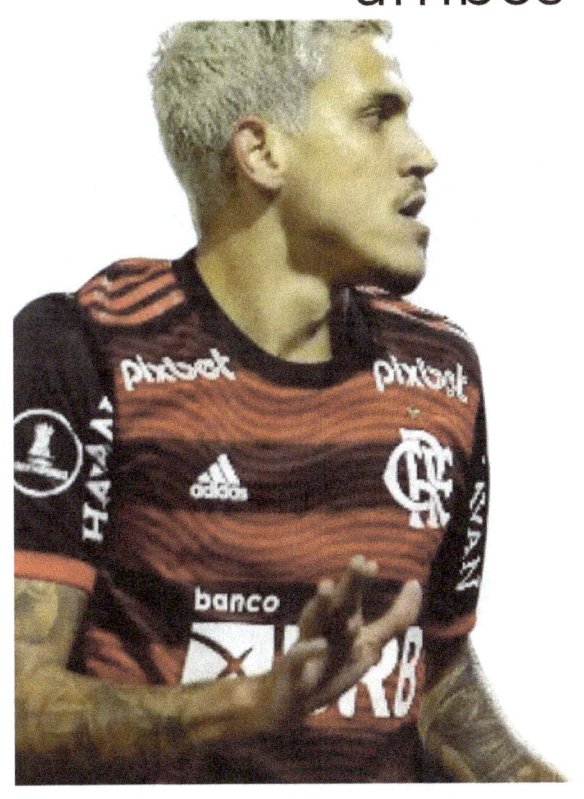

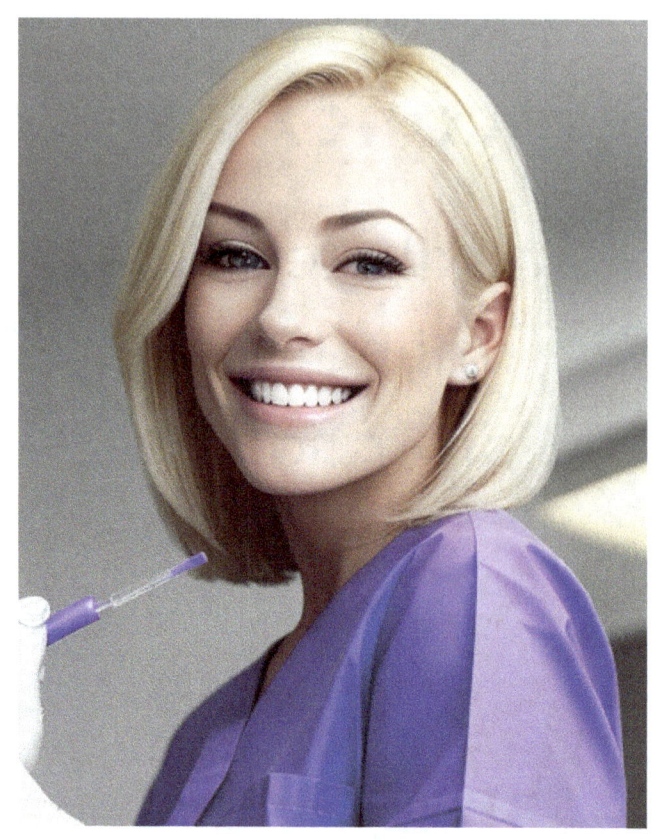

Análise Sorriso gengival

Análise Sorriso gengival
Exposição

- altura do sorriso - determina a quantidade de exposição gengival

- Grande exposição gengival tem por etiologia
  - excesso vertical maxilar;
  - protrusão dentoalveolar superior;
  - extrusão e/ou erupção passiva alterada dos dentes anterossuperiores;
  - hiperatividade dos músculos elevadores do lábio superior

Análise Sorriso gengival

Observar durante exame clínico

- registro da distância interlabial em repouso
- exposição dos incisivos superiores durante o repouso e a fala
- arco do sorriso
- proporção largura/comprimento dos incisivos superiores
- características morfofuncionais do lábio superior.

Seixas *et al*, 2011 consideram importante o uso de um checklist incluindo todos essses aspectos que vão garantir que informações fundamentais não sejam perdidas durante a execução de um plano de tratamento. Em seu trabalho eles sugerem esse checklist e dispõe em um link online

Análise Sorriso gengival

Distância Interlabial
Exposição dos IS
em repouso
Arco do Sorriso
Proporção L/C
dos IS
Caract. Morfo-Func.
do Lábio Superior

Seixas et al, 2011

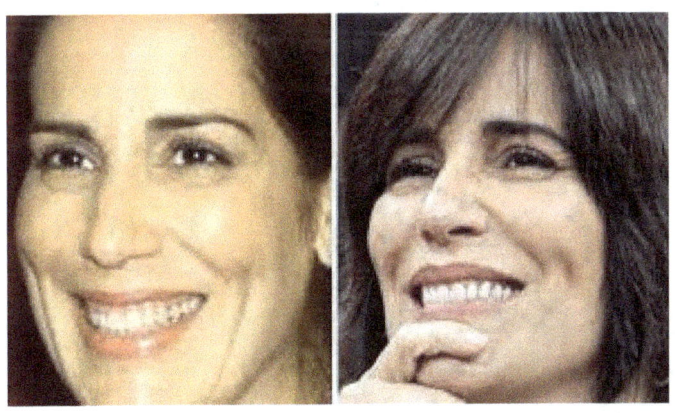

Exame Intra-oral

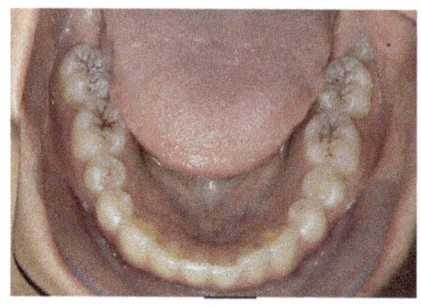

- Exame Intra-oral

- Número de dentes presentes
- Variações no tamanho, forma e posição dos dentes
- Seqüência de erupção dentária

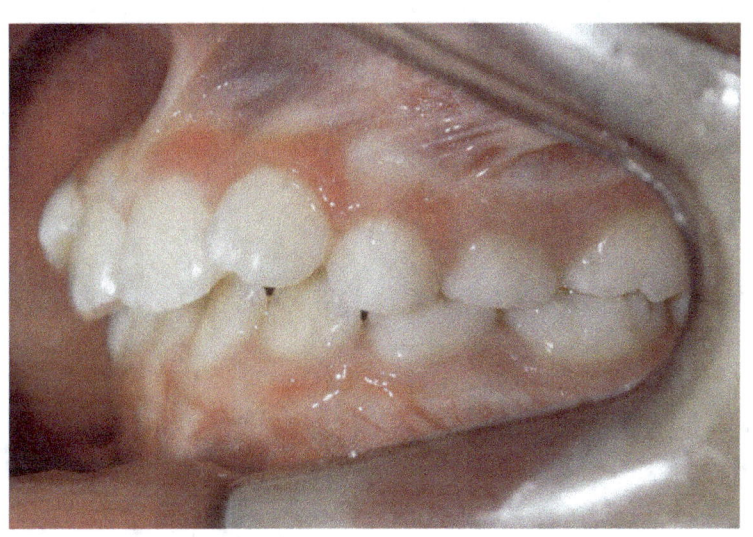

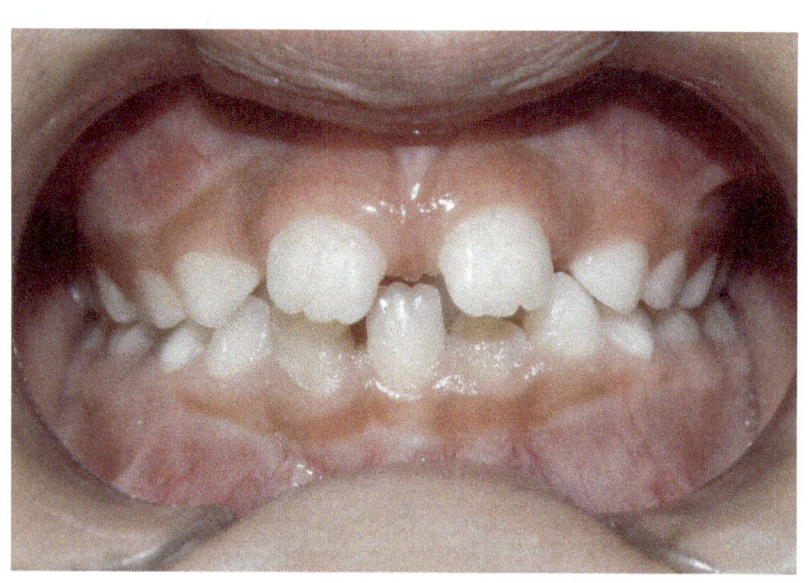

Análise cefalométrica

Telerradiografia lateral da cabeça

- Planos

- Ângulos

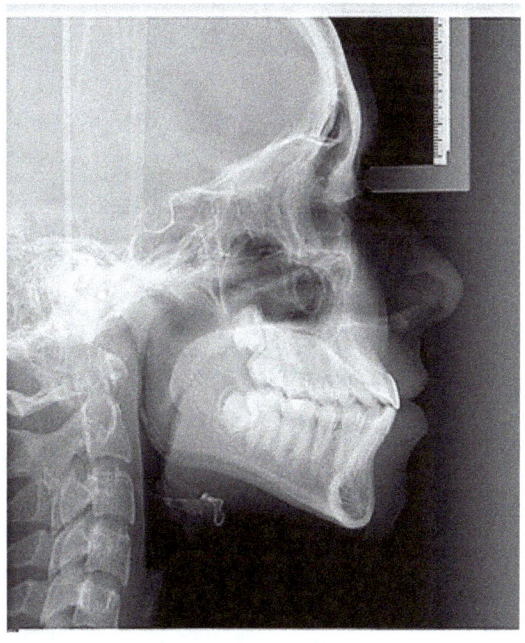

Análises cefalométricas

Consistem na mensuração de grandezas lineares e angulares obtidas a partir de pontos observados na imagem radiográfica da cabeça (ossos, dentes, tecidos moles). Toda a morfologia da região é projetada em um único plano, podendo ser em norma lateral ou frontal, fornecendo informações importantes sobre os componentes crânio-faciais

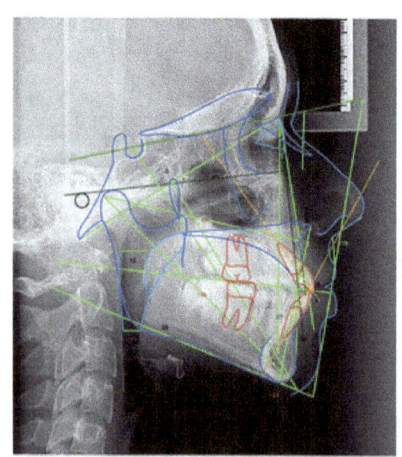

Curva de spee

A curva de Spee é uma linha imaginária usada para estudo dos planos oclusais. Sua manutenção garante a boa função fonética, mastigatória, e até estética. É uma linha antero-posterior que tangencia as pontas de cúspides vestibulares dos dentes posteriores e as bordas incisais dos incisivos.

CURVA DE SPEE- ARCO RETO

Em relação aos perfis faciais observar cada característica

- Pacientes normais ou casos normais :Chave de Spee plana ou quase plana - 2 mm de profundidade
- Pacientes com sobremordida evidente: tem que ter mais mais curva de spee.
- Pacientes com menos sobremordida, menos curva.
- Braqui e dolicos resolver caso a caso

CURVA DE SPEE- ARCO RETO

Uma curva de Spee maior que 3 mm dificulta as 6 chaves de oclusão . Porque uma curva muito acentuada no arco superior, por exemplo, as raízes começam a inclinar para mesial, separam-se as coroas e as raízes inclinam mesialmente.

No inferior muito acentuado as coroas vão para lingual e mesial e as raízes para vestibular e distal. Com isso tira-se o dente da perpendicularidade da base apical.

CURVA DE SPEE- ARCO RETO

Curva de Spee moderada depende da necessidade do paciente de ter sobremordida. Quando precisar de mais sobremordida essa curva de spee vai ficar mais profunda e terá divergência radicular, resultado não bom. Então, como resolver isso? Vai mexer na Curva de spee? Não. Modifica-se a o plano oclusal. Consegue-se isso com a extrusão dos incisivos, sem mexer na curva de spee.

CURVA DE SPEE- ARCO RETO

Quando extrui o incisivo sem inclinação tem um plano oclusal em molar e pré e incisivo 1 mm acima, pode extruir esse 1mm sem fazer uma curva posterior. Só extrusão/ intrusão pura de incisivos tem que ser feito com arco segmentado, não consegue fazer com arco contínuo.

CURVA DE SPEE- ARCO RETO

Quando se usa arco contínuo todos os outros dentes entram naquela extrusão. Deseja-se plano oclusal plano e incisivo extruído e isso não atrapalha a curva de spee, não muda a posição das raízes, ao invés de incluir todos os dentes em curva em arco reto.

CURVA DE SPEE- ARCO RETO

Em resumo, tem que ficar claro que quando não puder mexer no plano oclusal posterior e tiver que trabalhar com incisivos não pode fazer arco contínuo, fazer com arco seccionado.

Quando se faz uma curva de spee no arco está mexendo no torque dos incisivos. Essa curva de spee superior acentuada inclina incisivo para vestibular, o que aumenta o torque. Uma curva reversa no inferior para planificar a curva está dando torque vestibular, tirando o torque.

CURVA DE SPEE- ARCO RETO

OBSERVAÇÃO

Quando os dentes estão assim, quanto mais torque for implementado no arco as raízes vão para palatino e as coroas para vestibular. Quanto mais se acentua o torque as raízes vão para palatino e inclinando na linha média(efeito roda de carroça) Logo, se der torque tem que fazer "distalização" de raiz para não ir para linha média.

Braquetes com muito torque tem que ter também muito ângulo para compensar a tendência do arco em fechar na linha média.

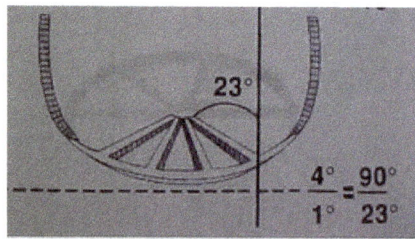

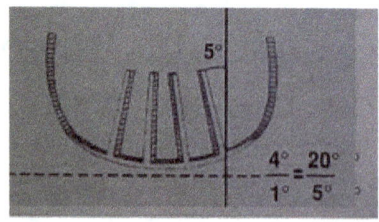

Curva de spee na ortodontia

NIVELAMENTO DA CURVA DE SPEE

- Uma curva de Spee profunda é uma forma freqüente de maloclusão e pode ser tratada de diversas maneiras, incluindo intrusão anterior, extrusão posterior e proinclinação dos incisivos inferiores.

Nivelamento

o nivelamento da curva de Spee deve ser incluído no planejamento de um tratamento ortodôntico, podendo, para isso, utilizar de mecânicas como arcos de curva reversa, mini implantes, aparelhos ortopédicos funcionais, arco base, levantes de mordida anteriores

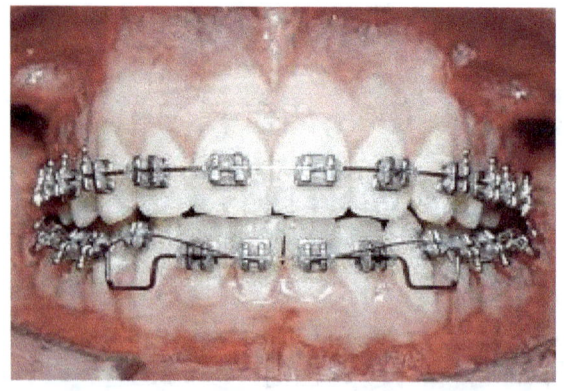

Curva reversa

planificação de uma curva de Spee alterada.

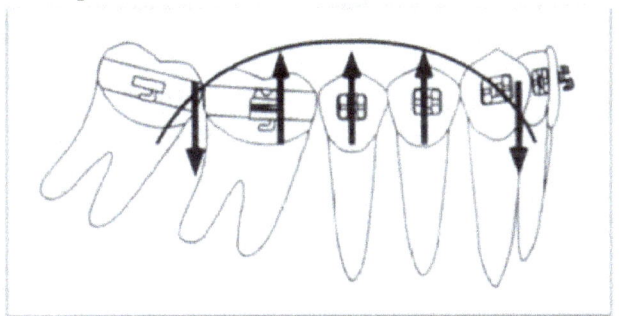

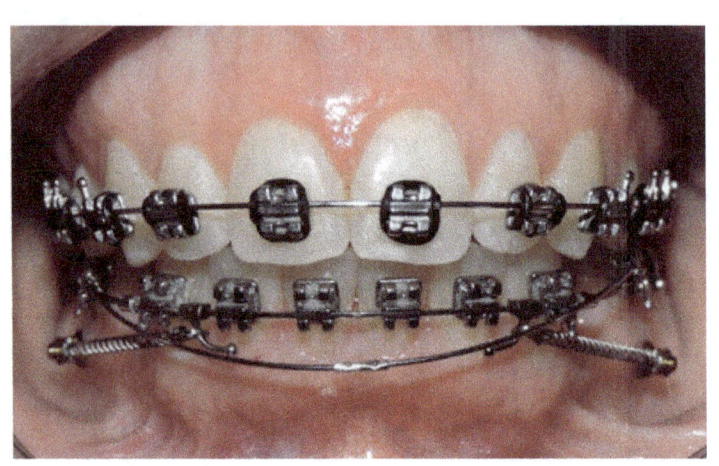

Fio de aço

Na confecção o fo colocado no molar a parte anterior toca

014 aço	016	018	020
fundo de vestíbulo	próximo a cervical	acima da cervical do dente	slot

AVALIAÇÃO DE PLANO OCLUSAL

Avaliar o plano oclusal no momento do diagn[ostico pode evitar dissabores fututros durante a execução do plano de tratamento , como na finalização ortodôntica . O plano oclusal (OP) inclinado é a causa de um sorriso esteticamente desagradável e representa um desafio devido à complexidade dos procedimentos ortodônticos envolvidos no seu tratamento(FARRET, M M..2019).

A importância do plano oclusal (OP) na ortodontia foi especialmente demonstrada na literatura.

AVALIAÇÃO DE PLANO OCLUSAL

A forma e a inclinação do OP mantêm características individuais e estão conectadas não apenas à função de sistema estomatognático, mas também com a estética da aparência dentofacial. Uma correlação funcional entre a inclinação do OP e o caminho de fechamento mastigatório foi observado. Este é um determinante importante na oclusão e um dos fatores que contribuem para o movimento de mastigação.

AVALIAÇÃO DE PLANO OCLUSAL

O arco superior do sorriso é a relação de a curvatura das bordas incisais e caninas superiores para até a curvatura do lábio inferior durante o sorriso social, que é influenciado pelo ângulo OP.

AVALIAÇÃO DE PLANO OCLUSAL

O declive do plano oclusal posterior reflete a altura vertical da oclusão, que também está associada à desvio mandibular na mesma direção.

Antes do tratamento ortodôntico, os dentes dos pacientes estão em posições biomecanicamente neutras, que podem ou não estar correto do ponto de vista funcional ou estético. O tratamento ortodôntico altera a posição e a angulação dos dentes e os move para uma posição estética e funcional ideal.

É bem reconhecido que pequenas diferenças angulares durante o tratamento ortodôntico pode resultar em alterações oclusivas significativas , que podem afetar o equilíbrio muscular mastigatório, causam desarmonia funcional e recidiva. (Li *et al.*,2014)

AVALIAÇÃO DE PLANO OCLUSAL

- Observar parâmetros cefalométricos que indiquem algum envolvimento esquelético.
- Observar inclinações de raízes
- Linha do sorriso
- altura vertical da oclusão uni e bilateralmente
- e reavaliar durante o tratamento ortodôntico

AVALIAÇÃO DE PLANO OCLUSAL

Medidas cefalómétricas úteis nesse parâmetro

(a) Eixo Facial: O ângulo entre Pt-Gn e crânio eixo (Ba-Na)

(b) Eixo Y: O ângulo entre S-Gn e o plano FH

(c) FMA: O ângulo entre o plano FH e o plano da mandíbula

(d) SN-GoGn: o ângulo entre o plano SN e o Linha Go-Gn

(e) Ângulo Gonial: O ângulo entre a linha Go-Gn e a linha Go-Ar

(f) Altura facial inferior: o ângulo entre o Linha ANSXi e linha PmXi (raquitismo)

(g) Ângulo Gonial Inferior: O ângulo entre a linha GoGn e a linha Go-N

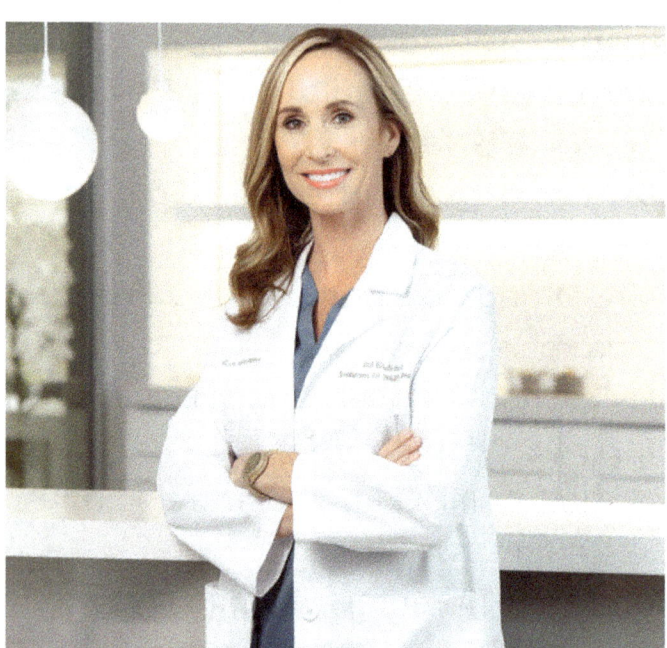

Conclusão

Ao chegarmos ao fim deste livro sobre diagnóstico ortodôntico, espero que você tenha adquirido um conhecimento profundo e abrangente sobre essa área tão fascinante da odontologia. Durante essa jornada, exploramos os conceitos fundamentais, e pontos principais pertinentes às melhores práticas utilizadas no diagnóstico ortodôntico.

O diagnóstico ortodôntico é uma etapa crucial no planejamento de um tratamento eficaz e personalizado para cada paciente. É por meio desse processo minucioso que o ortodontista pode identificar as necessidades específicas de cada indivíduo, considerando fatores como a oclusão, a estética facial, a saúde bucal e as expectativas do paciente.

er um tratamento de qualidade aos nossos pacientes.

Durante este livro, discutimos o necessário no exame clínico, algumas medidas cefalométricas,analisar alguns aspectosque influenciam a estética e os pontos em oclusão de forma resumida que seja realmente um guia prático. Também abordamos os aspectos multidisciplinares do diagnóstico ortodôntico, destacando a importância da colaboração entre profissionais da área da saúde para obter resultados integrais e satisfatórios.

Lembre-se de que o diagnóstico ortodôntico é um processo contínuo e dinâmico. À medida que novas técnicas, pesquisas e tecnologias emergem, o ortodontista deve se manter atualizado e em constante aprimoramento. Afinal, a busca pela excelência no diagnóstico é o que nos permite oferecer um tratamento de qualidade aos nossos pacientes.

Espero que este livro tenha despertado sua curiosidade, inspirado sua prática clínica e contribuído para o seu desenvolvimento profissional. Lembre-se de que a ortodontia é uma área em constante evolução, e seu compromisso com a aprendizagem contínua e o aperfeiçoamento é fundamental para se tornar um ortodontista excepcional.

Agradeço por acompanhar esta jornada de conhecimento sobre o diagnóstico ortodôntico. Desejo que você se sinta confiante e preparado para enfrentar os desafios que surgem em sua prática diária, sempre mantendo o foco no bem-estar e na satisfação dos seus pacientes.

Que este livro seja apenas o começo de uma trajetória de sucesso na ortodontia, repleta de descobertas, realizações e sorrisos transformados. Boa sorte em sua jornada como ortodontista e que você continue a contribuir para a melhoria da saúde bucal e da qualidade de vida das pessoas.

Obrigado e até breve!

VIANNA, Michelle Santos et al. Setup: um auxílio no diagnóstico ortodôntico. J Bras Ortodon Ortop Facial, v. 7, n. 11, p. 398-405, 2002.

SEIXAS, Máyra Reis; COSTA-PINTO, Roberto Amarante; ARAÚJO, Telma Martins de. Checklist dos aspectos estéticos a serem considerados no diagnóstico e tratamento do sorriso gengival. Dental Press Journal of Orthodontics, v. 16, p. 131-157, 2011.

DA CUNHA, Leticia Camila Eugenio FLORES; DA COSTA VINHA, Thais; BUENO, Silvia Messias. A IMPORT NCIA DA ORTODONTIA NO TRATAMENTO DE MALOCLUSÕES. Revista Científica, v. 1, n. 1, 2022.

PROFFIT, William R. Ortodontia Contemporânea5: Ortodontia Contemporânea. Elsevier Health Sciences, 2007.

OKESON, Jeffrey P. Management of temporomandibular disorders and occlusion-E-book. Elsevier Health Sciences, 2019.

FARRET, Marcel Marchiori. Occlusal plane canting: a treatment alternative using skeletal anchorage. Dental press journal of orthodontics, v. 24, p. 88-105, 2019.

FUSHIMA, Kenji et al. Significance of the cant of the posterior occlusal plane in Class II division I malocclusions. The European Journal of Orthodontics, v. 18, n. 1, p. 27-40, 1996.

LI, Jin-le; KAU, Chung How; WANG, Min. Changes of occlusal plane inclination after orthodontic treatment in different dentoskeletal frames. Progress in Orthodontics, v. 15, n. 1, p. 1-10, 2014.

ARDANI, I. Gusti Aju Wahju; WICAKSONO, Ageng; HAMID, Thalca. The occlusal plane inclination analysis for determining skeletal class III malocclusion diagnosis. Clinical, Cosmetic and Investigational Dentistry, p. 163-171, 2020.

Proffit, W.R., Fields, H.W., Sarver, D.M. (2018). Ortodontia contemporânea. 6ª ed. Rio de Janeiro: Elsevier.

McNamara, J.A. (2001). Diagnóstico e tratamento na Ortodontia: Análise de McNamara. São Paulo: Santos.

Graber, T.M., Vanarsdall Jr, R.L., Vig, K.W.L. (2016). Ortodontia: princípios e técnicas. 5ª ed. Rio de Janeiro: Guanabara Koogan.

Proffit, W.R., White, R.P., Sarver, D.M. (2007). Manual de Ortodontia. 3ª ed. São Paulo: Santos.

Burstone, C.J., Higley, L.B. (1980). The diagnostic triangle: A concept for examining and treatment planning of orthodontic cases. American Journal of Orthodontics, 77(1), 33-50.

Ackerman, J.L., Proffit, W.R., Sarver, D.M. (2007). Diagnosis and treatment planning in orthodontics: a review of the literature. American Journal of Orthodontics and Dentofacial Orthopedics, 132(3), 271-278.

Bernstein RL, Preston CB, Lampasso J. Leveling the curve of Spee with a continuous archwire technique: A long term cephalometric study.Am J Orthod Dentofacial Orthop. 2007;131:363–71.

AlQabandi AK, Sadowsky C, Begole EA. A comparison of the effects of rectangular and round arch wires in leveling the curve of Spee.Am J Orthod Dentofacial Orthop. 1999;116:522–9.

Na edição anterior lhe questionamos sobre os recursos mecânicos utilizados para a correção da sobremordida profunda onde a intrusão dos incisivos é indicada. Considerando-se que a sobremordida profunda pode também ser corrigida pela extrusão dos dentes posteriores, qual(is) a(s) mecânica(s) que o Sr. utiliza? Rosely Suguino. R Clín Ortodon Dental Press, Maringá, v. 3, n. 6, p. 9-16 – dez. 2004/jan. 2005.

PINTO, A. S. O que o Senhor Utilizaria na correção da sobremordida profunda onde a intrusão dos incisivos (superiores e/ou inferiores) é necessária? Revista Clínica Ortodôntica Dental Press, v. 3, n. 5, p. 8-19, out./nov.2004

www.ingramcontent.com/pod-product-compliance
Lightning Source LLC
Chambersburg PA
CBHW070454220526
45466CB00004B/1822